Td ^{125} 34

OBSERVATION & RÉFLEXIONS

POUR SERVIR A L'HISTOIRE

DES

HYPERTROPHIES GANGLIONNAIRES

DANS LEURS RAPPORTS AVEC LA LEUCOCYTOSE

PAR

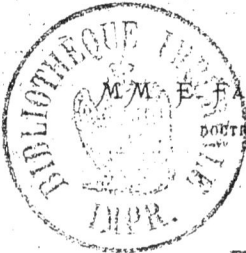

MM. E. FAIVRE ET F. CHRISTOT

DOCTEURS EN MÉDECINE.

Tumeur ganglionnaire d'un volume considérable, siégeant dans l'hypochondre gauche; — adhérences de la tumeur à la veine émulgente; — perforation de ce vaisseau et pénétration à son intérieur du tissu pathologique qui continue à s'accroître; — développement d'un énorme thrombus néoplasique qui remonte jusqu'à l'orifice diaphragmatique de la veine cave; — embolies pulmonaires; — leucocytose; — accidents hémorrhagiques; symptômes généraux mal déterminés; — mort.

Louise G..., âgée de 28 ans, domiciliée à Miribel, née à Sainte-Croix (Ain), entre le 13 juin à l'Hôtel-Dieu, salle Saint-Roch, service de M. le professeur Teissier.

Maladies antérieures. — Cette malade a été atteinte, il y a deux ans, d'une *fièvre typhoïde* parfaitement caractérisée, ainsi que cela résulte des renseignements directement transmis par le médecin qui lui a donné ses soins. La maladie n'a offert chez elle aucun phénomène exceptionnel et s'est terminée heureusement. Il y a un an et demi, cette femme eut une grossesse parfaitement normale, terminée sans difficulté ; les suites de couches furent bonnes. Mais d'après les renseignements obtenus, c'est à peu près à cette époque que sa santé commença à s'altérer ; ses règles n'ont paru que deux fois depuis lors et n'ont pas été suppléées par de la leucorrhée. La constitution s'est modifiée brusquement, car cette jeune femme, qui était frêle et délicate et dont les traits étaient réguliers, est devenue obèse, a pris un teint brunâtre, une face épaisse et bouffie, et toute la partie inférieure de la face s'est couverte de poils. C'est à l'époque même où avait lieu cette transformation générale que le ventre a commencé à augmenter de volume, en sorte que la malade et son entourage croyaient à une seconde grossesse. Il y a six mois environ, elle commença à ressentir des coliques suivies, quelque temps après, de selles sanguinolentes et glaireuses, répétées plusieurs fois par jour, accompagnées de ténesme, de cuisson à l'anus, etc., et qui durèrent six semaines environ.

Bien que la malade habitât un pays sujet à l'influence maremmatique, on ne note dans ses antécédents aucune fièvre intermittente.

État actuel. — A l'entrée de la malade à l'Hôtel-Dieu, il est fort difficile d'obtenir d'elle des réponses précises sur le début et la marche de la maladie, car on la trouve, à la visite du soir, dans une sorte de subdelirium, en proie à une agitation et à une fièvre assez vives ; on sait seulement qu'elle a rencontré la veille, à la porte de l'Hôtel-Dieu, le médecin de son pays qui l'avait soignée durant sa fièvre typhoïde ; que celui-ci ne pouvait la reconnaître, à cause du changement qu'avait subi toute sa personne ; qu'elle paraissait, du reste, parfaitement saine d'esprit et ne se plaignait que de l'intumescence de son ventre.

L'interrogatoire étant impossible, on procéda à un examen purement objectif, et voici ce qui fut noté :

L'abdomen est très-volumineux, d'une part en raison d'un météorisme considérable et facilement appréciable à la percussion, d'autre part à cause de la présence dans le flanc gauche d'une tumeur énorme qu'on prend, à ce moment, pour une hypertrophie de la rate, forcé qu'on est, par le défaut de renseignements, de ne tenir compte que du siége de la lésion et de l'habitation de la malade dans un pays marécageux.

La *respiration* est très-accélérée.

Rien d'appréciable au *cœur* ni dans les *gros vaisseaux* ; mais l'état de la circulation trahit une fièvre violente, car le pouls, très-accéléré et faible, bat 160 fois par minute.

La peau est brûlante, sèche et couverte, au niveau de l'abdomen, *de taches ecchymotiques violacées*, siégeant dans les éraillures du derme, stigmates de la dernière grossesse. Sur le devant de la poitrine, on remarque une *éruption de forme mal déterminée*, mélange de pustules semblables à de l'acné et de bulles arrondies ou ovalaires pleines d'un liquide purulent et reposant sur une base enflammée.

A l'inspection des narines et du linge, on reconnaît que la malade vient d'avoir une épistaxis.

Langue blanche, soif très-vive, agitation extrême et subdelirium.

Le 14 juin, à la visite du matin, on apprend que la malade a eu durant la nuit des vomissements bilieux, et en effet, ses lèvres, sa poitrine et son lit sont couverts de taches d'un vert foncé, et deux fois, durant la visite, elle rend sans effort, et comme par régurgitation, une grande quantité de bile.

Prescription : Potion avec 5 grammes d'extrait de quinquina.

Lavement avec 50 centigr. de sulfate de quinine et 4 gr. d'extrait de quinquina.

Eau vineuse.

15 juin. Pouls filiforme, refroidissement de la peau, délire complet.

Prescription : Continuer le quinquina en potions et en lavements. Deux vésicatoires aux cuisses.

16 juin. Mort à 2 heures du matin.

Autopsie 30 heures après la mort. — A l'ouverture de l'abdomen, les intestins gonflés par des gaz s'échappent au dehors, ainsi qu'une petite quantité de liquide ascitique. La tumeur une fois dégagée des organes environnants, présente les caractères suivants :

A. *Caractères macroscopiques.* — Elle est de forme ovoïde, aplatie suivant son diamètre antéro-postérieur. Son volume est considérable, et ses dimensions exactes sont les suivantes :

Le diamètre bi-latéral mesure 21 cent., le diamètre antéro-postérieur, 14 cent., le diamètre vertical, 8 cent., la grande circonférence, 56 cent.

Son aspect général est assez uniforme On distingue bien çà et là quelques bosselures, mais elles sont peu accusées, et leurs saillies tranchent à peine sur l'uniformité de la masse entière.

Sa couleur est d'un gris rougeâtre ; sa consistance est peu ferme et sensiblement la même partout, si ce n'est cependant au niveau des points mamelonnés, où elle est moins solide.

Cette énorme masse est couchée entre le foie et la rate, derrière l'estomac, en partie contenue dans l'hypochondre gauche, en partie dans l'épigastre.

La *rate* est exactement appliquée sur son extrémité externe qu'elle coiffe même très-régulièrement par sa face concave. Des lambeaux d'épiploon, résistants et chargés de

graisse, les lient l'un à l'autre. La rate a conservé ses proportions normales ; sa consistance n'est point altérée ; son
tissu est sain.

Le *rein gauche* est couché obliquement sur la face pos-
térieure de la tumeur. Il n'est en rapport avec elle que par
son extrémité inférieure, qui s'y est creusé une loge incomplète. Sa direction et sa situation ont complètement changé :
loin d'être vertical, il est oblique de bas en haut et de de-
dans en dehors. Son volume n'est ni augmenté, ni diminué.
Son tissu est exsangue ; sa consistance est moindre qu'à
l'état normal. Il n'offre cependant aucune altération bien
tranchée, si ce n'est un kyste périphérique développé au-
dessous de l'enveloppe fibreuse, probablement aux dépens
d'un glomérule, et n'offrant qu'une cavité de petit volume,
pleine d'un liquide séreux et citrin. Le rein gauche adhère
à la tumeur par une quantité considérable de tissu cellulo-
graisseux qui le masquait complètement, quand la tumeur
était encore dans l'abdomen.

Une capsule fibreuse épaisse et résistante englobe la masse
néoplasique et contribue à lui donner sa forme régulière.
Cette capsule contient de la graisse en assez grande abondance et des vaisseaux relativement de gros calibre, gorgés
d'un sang noir et coagulé. De sa face profonde partent un
grand nombre de prolongements cellulo-fibreux qui s'en-
gagent dans l'intérieur de la trame pathologique, à la constitution de laquelle ils prennent une large part.

A la coupe, la tumeur présente un aspect gris rougeâtre
qui n'est pas partout le même. Il varie, au contraire, beaucoup, suivant que l'on considère la partie périphérique ou
la partie centrale.

a. La partie périphérique ou corticale est assez régulièrement divisée en lobes arrondis, ovoïdes, elliptiques, dont
le volume varie depuis celui d'une noisette jusqu'à celui
d'un œuf de pigeon. Ces lobes sont cloisonnés par des prolongements fibreux et résistants qui émanent de la capsule

générale. Quelques-uns de ces lobes, les moins volumineux, sont d'une teinte rouge, rosée ou lie de vin, et d'une résistance franchement adénoïde à la pression ; les autres, plus volumineux et aussi moins réguliers, ont une couleur grisâtre, phymatoïde sur certains points, marbrée et jaunâtre sur d'autres. Leur consistance est moins uniforme ; au milieu d'une trame solide, ils offrent des points où le tissu se dissocie facilement par la pression et se laisse enlever par un simple raclage.

b. La partie centrale ou médullaire offre une disposition bien différente. Ici tout caractère d'organisation anatomique régulière a disparu. On ne trouve plus qu'une pulpe d'un gris rougeâtre, d'aspect granitique, sans cohérence aucune, du moins dans la plus grande partie de son étendue. Si l'on prend cette pulpe entre les doigts, on l'écrase sans difficulté, et jetée dans l'eau, elle s'y dissocie lentement en flocons grisâtres, qui surnagent un moment et finissent par gagner le fond du vase.

Cette pulpe médullaire ressemble à des caillots anévrismatiques d'origine récente, et cela d'autant mieux que sur certains points, dans le voisinage de la couche adénoïde, par exemple, elle offre de véritables stratifications. Bien que sans arrangement anatomique déterminé, elle est traversée par des cloisons cellulaires rares et peu résistantes, se prolongeant avec les cloisons interlobaires de la couche périphérique.

Cette masse néoplasique est alimentée par un grand nombre de gros vaisseaux, qui viennent de l'enveloppe générale, pénètrent dans les espaces interlobaires ou même directement dans l'épaisseur des lobes, et se ramifient dans l'intérieur de la trame pathologique. Tous ces vaisseaux sont friables ; tous sont occupés par des caillots plus fermes et plus consistants que d'habitude.

Les rapports les plus importants de la tumeur sont ceux qu'elle affecte avec la *veine émulgente gauche.* Ce vaisseau

est confondu avec l'extrémité hépatique de la masse pathologique, au moins dans les trois quarts de son calibre, à tel
point qu'à ce niveau la veine forme partie intégrante de la
tumeur, et il n'est pas possible de séparer l'une de l'autre
sans déchirure ou dissection. Cette dernière, opérée d'une
manière attentive, montre que les parois de la veine sont
détruites dans un espace assez considérable, qui mesure 3
centimètres et demi suivant son grand diamètre, et 2 centimètres seulement suivant le plus petit. Les adhérences
sont toutefois peu solides, et il faut procéder avec beaucoup
de ménagement pour isoler, sans trop de désordres, les
parties primitivement indépendantes.

Il y a non-seulement continuité entre les parois de la veine
et celle de la tumeur, mais cette dernière envoie dans le
vaisseau un prolongement qui se continue à plein tissu avec
sa propre trame. Ce prolongement s'avance dans la veine
cave qu'il occupe depuis le confluent des émulgentes jusqu'au niveau de son passage à travers le diaphragme.

La veine émulgente gauche est considérablement déve-
loppée dans les points où elle correspond à la tumeur. Là
elle mesure 8 centimètres de circonférence, puis va en se
rétrécissant, et finit par ne plus présenter que la moitié de
ce calibre, lorsqu'elle s'abouche dans la veine cave. Il y a
donc ici une disposition vasculaire en cône, qui nous paraît
d'autant plus importante que le boudin pathologique contenu dans le vaisseau reproduit exactement cette forme. Au
dessous de sa perforation, la veine rénale, quoique très-di-
latée, n'atteint cependant pas les dimensions dont nous par-
lions tout à l'heure; elle ne contient aucun amas pathologique dans cette partie de son parcours. Ses parois sont
épaissies.

Les boudins pathologiques de l'émulgente et de la veine
cave inférieure méritent la plus scrupuleuse attention. Non-
seulement ils occupent les deux vaisseaux que nous venons
de nommer, mais encore celui de la veine cave envoie dans

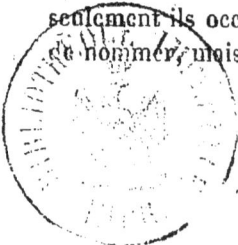

l'émulgente droite et dans la veine cave elle-même, au-
dessous de sa jonction avec les rénales, deux prolongements
conoïdes et mousses de 1 à 1 centimètre et demi d'étendue.

Cet énorme thrombus néoplasique n'obture pas complètement la lumière des vaisseaux; il laisse, au contraire, entre
lui et la paroi veineuse un espace capable de donner passage
à une colonne liquide assez considérable. Il adhère, par son
extrémité correspondante à la tumeur, aux parois de la
veine rénale à l'aide de quelques tractus celluleux qui vont
se perdre dans les membranes du vaisseau. Entre ces
tractus existent des espaces réticulaires qui permettent
le retour d'une certaine quantité de liquide.

La forme de ce prolongement vasculaire est celle d'un
cône applati. Au niveau de la jonction de l'émulgente avec
la veine cave, il présente un rétrécissement, au-delà duquel
il augmente de volume au point de devenir double de ce
qu'il était avant. Au reste, ses dimensions, prises sur les
points les plus importants de son étendue, donneront
mieux que toute comparaison une idée précise de ces différences :

Longueur du thrombus émulgent . . . . 4 cent.
Longueur du thrombus de la veine cave. . . . 13 »
Circonférence du thrombus émulgent :
        A son origine. . . . . 6 »
        A sa terminaison . . . . 4 »
Circonférence du thrombus de la veine cave :
        A son origine. . . . . 8 c. 1/2
        A sa terminaison . . . . 6 »

La consistance de ce thrombus est ferme et résistante,
et quelques points plus mous de ses couches les plus inter-
nes n'empêchent pas qu'il présente une notable cohésion et
qu'il ne se déchire que soumis à une forte pression. Sa surface est irrégulière, à prolongements pédiculés, flottant
dans la lumière des vaisseaux. Elle est remarquable par son

aspect gris jaunâtre et par une grande quantité de petites gouttières très-régulièrement uniformes, qui le sillonnent sur tout son parcours. Son extrémité supérieure est irrégulière, mamelonnée, à prolongements filiformes, mesurant jusqu'à un centimètre et plus de longueur.

Enfin, pour ne rien omettre, disons que vers l'extrémité hépatique de la tumeur se trouvent trois ou quatre ganglions dont le plus volumineux a la grosseur d'une noix, et qui tous présentent, à peu de chose près, les mêmes altérations que la tumeur principale. Ces tumeurs ganglionnaires secondaires sont reliées à la plus importante par des tractus cellulo-graisseux.

Nous avons déjà suffisamment parlé de la vascularisation de la tumeur pour qu'il soit utile d'y revenir.

B. *Caractères microscopiques.* — La composition histologique varie notablement suivant que l'analyse microscopique porte *sur sa couche périphérique ou sur son noyau central.*

I. *La première,* qui à l'œil présente un aspect franchement hypertrophique, est constituée par des lobes dont la composition est sensiblement la même. Leur trame générale se compose d'un tissu conjonctif lâche, peu abondant, contenant une notable quantité de noyaux et de corps fibroplastiques fusiformes. Cette charpente conjonctive, d'autant plus serrée qu'on se rapproche davantage de l'enveloppe de la tumeur, limite très-incomplètement des vacuoles remplies : 1° de noyaux libres, très-régulièrement arrondis, homogènes quant à leur contenu, qui devient foncé et granuleux sous l'influence de l'acide acétique. Ces noyaux ne dépassent pas $0^m,005$ de diamètre ; 2° de cellules, en petit nombre relativement aux noyaux. Elles sont régulièrement sphériques, les unes transparentes, les autres granuleuses, les autres granulo-graisseuses. L'acide acétique les pâlit rapidement et rend les noyaux plus apparents.

Si l'on ajoute à ces éléments, qui caractérisent surtout la néoplasie, des granulations graisseuses en grande abondance et une matière amorphe finement granuleuse, ainsi que des vaisseaux nombreux, formant des mailles fines et serrées autour des éléments, on aura une idée complète de la composition de la tumeur, au moins dans les points franchement adénoïdes, c'est-à-dire dans les lobes périphériques de petit volume, de coloration rosée, de forme régulière, de consistance uniforme, etc., etc. Mais bien que l'élément fondamental reste le même, plusieurs points de la couche corticale sont loin de se rapprocher autant de la composition histologique normale. Ainsi, dans les lobules les plus irréguliers, dans ceux dont les contours sont peu nets, la consistance inégale, etc., etc., la texture est quelque peu différente. Ici le squelette conjonctif se réduit à des fibrilles éparses, à des éléments embryo-plastiques, à des corps fusiformes sans arrangement anatomique bien arrêté. L'élément cellulaire l'emporte plus encore sur l'élément conjonctif, et le premier s'hypergénère si bien aux dépens du second que dans beaucoup de points (dans ceux, par exemple, qui présentent la plus faible consistance), on ne retrouve plus que des îlots irréguliers d'éléments lymphoïdes, où les noyaux libres occupent encore la première place.

Avec ces différences dans la texture cadrent des différences dans les éléments eux-mêmes. Ils ne présentent plus cette régularité de contours qui est un de leurs principaux caractères; ils sont pour la plupart déformés, denticulés, crénelés; leur contenu, au lieu d'être transparent, est granuleux et graisseux. Certains même, et ils sont nombreux, contiennent une forte proportion de vésicules adipeuses qui masquent plus ou moins les parties contenues et les absorbent parfois au point de n'en pas laisser trace. Enfin, dans les îlots d'aspect franchement phymatoïde, on ne retrouve

plus que des amas informes de graisse et de matière
amorphe.

II. Si, comme aspect physique, *le noyau* diffère essen-
tiellement de la couche corticale, il n'en diffère pas moins
par ses caractères histologiques. Ce qui domine dans cette
seconde partie de la tumeur, ce sont des éléments sanguins
altérés, attestant une activité hémorrhagique très-grande.
Elle se compose donc : 1º en majeure partie d'hématies dé-
colorées, à bords pâles, frangées, isolées ou agglomérées, et
ayant subi ; en un mot, toutes les modifications qu'elles
éprouvent habituellement quand elles se trouvent dans nos
tissus, en dehors des conditions normales de circulation ;
2º d'amas fibrineux, plus ou moins régulièrement stratifiés
sur certains points et en voie de régression graisseuse ;
3º de cristaux d'hématoïdine, d'amas amorphes d'hématine,
de tablettes de cholestérine en grande quantité, de granulations très-fines infiltrant plus ou moins les éléments
sanguins et constituant à elles seules sur plusieurs points
le noyau central ; 4º de quelques éléments cellulaires
perdus au milieu du magma hématique, où il est difficile
de bien les étudier. Ces éléments présentent avec ceux
que nous avons étudiés tout à l'heure la plus complète
analogie.

III. *Les prolongements veineux* offrent les mêmes parties
constitutives. L'élément conjonctif s'y rencontre en notable
quantité et y forme une trame dans laquelle se trouvent
disposés des éléments lymphoïdes, parmi lesquels des
noyaux en grande abondance. Dans les mêmes vacuoles, et
mêlées aux précédents éléments, on découvre des hématies en quantité considérable, accompagnées d'amas granuleux de fibrine. Ces thrombus doivent à leurs trabécules
conjonctives une notable résistance. Non-seulement ils ne
se laissent pas dissocier par un filet d'eau ayant une grande

force de projection, mais encore ils demandent, pour s'écraser, une notable pression. Leur trame est alimentée par bon nombre de vaisseaux.

IV. A l'ouverture du *ventricule droit*, on trouve deux caillots allongés, filiformes, adhérant par des extrémités effilées à la paroi ventriculaire et se prolongeant dans l'infundibulum. Ces caillots sont résistants, ils se laissent séparer de la paroi du ventricule sans déchirure. Leur couleur est jaune rougeâtre sur la plus grande partie de leur étendue ; ils présentent des îlots rosés et gélatiniformes plus abondants à leurs parties superficielles. Soumis à l'examen microscopique, ces caillots ventriculo-artériels offrent, au milieu d'une trame fibrineuse, des éléments cellulaires dont les analogies physiques, chimiques et organiques avec les globules lymphoïdes de la tumeur et de ses prolongements sont des plus frappantes.

V. Si l'on poursuit l'analyse nécropsique dans les *ramifications de l'artère pulmonaire*, on voit que les plus volumineuses de ces ramifications sont libres, et il faut arriver aux dichotomies artérielles, dont les diamètres ne dépassent pas deux et trois millimètres, pour trouver de nouvelles altérations, conséquences rationnelles de l'état organique que nous avons sous les yeux. Un certain nombre de ces rameaux pulmonaires sont oblitérés par des thrombus irréguliers, anguleux, striés à leur surface, d'une teinte grisâtre, qui ne ressemble en rien aux thrombus hématiques que l'on rencontre quelquefois dans l'arbre pulmonaire. Tantôt ces corps étrangers vasculaires sont fixés par leurs angles et les irrégularités de leurs contours aux parois des vaisseaux, et la diminution progressive de calibre de ces derniers ne sert pas peu à les maintenir dans la position qu'ils ont prise ; tantôt ils sont arrêtés à l'origine des dichotomies artérielles et comme à cheval sur l'angle de bifurca-

tion, sur lequel ils sont d'autant mieux fixés que souvent ils
envoient dans les vaisseaux ramifiés des prolongements de
longueur variable. Au-dessous de ces thrombus, s'en trouvent de plus petits, désagrégations probables des précédents, qui oblitèrent à leur tour des vaisseaux de moindre
calibre. Enfin, dans un certain nombre de ramifications
moins considérables encore se trouvent des caillots san-
guinsdont la plupart sont de formation récente, mais dont
quelques-uns doivent remonter à une époque assez reculée,
sil'on en juge par leur décoloration et leur consistance.

Les plus volumineux de ces thrombus pulmonaires sont
bien de même nature que ceux des veines. Bien que leur
consistance soit un peu moins considérable, que leur coloration soit plus pâle, on ne peut avoir le moindre doute sur
leur origine, et si l'on conservait le plus léger soupçon à
cet égard, il serait promptement dissipé par l'examen microscopique, qui montre entre les uns et les autres la plus
parfaite conformité de composition.

Chose importante à noter : à cause de leur irrégularité
anguleuse, ces thrombus secondaires n'occupent pas tout le
calibre des vaisseaux qui les logent, et si quelques-uns sont
devenus des centres de coagulation hématique, la plupart
permettent encore le passage d'une certaine quantité de
liquide. Les plus petits de ces thrombus, provenances probables des précédents, et que nous pourrions appeler pour
cette raison thrombus tertiaires, ont, avec des ramifications
artérielles plus fines, des rapports identiques ; seulement,
bien plus souvent que les premières, ils ont servi de foyers
coagulateurs.

Ces désordres vasculaires sont plus accusés dans le
poumon gauche que dans le poumon droit. C'est surtout
dans le lobe inférieur gauche que les thrombus se
retrouvent en plus grand nombre ; c'est aussi là que l'em-
barras circulatoire se traduit par des signes plus prononcés
d'hypostase sanguine : teinte cyanique du parenchyme, cré-

pitation incomplète, écoulement sous le scalpel d'un sang noirâtre et spumeux.

VI. *Les ganglions lymphatiques* des régions inguinales sont turgescents, d'une couleur lie de vin, plus bosselés, plus irréguliers qu'à l'état normal.

Le tube digestif n'a malheureusement pas été examiné.

Le foie est sain quant à ses apparences extérieures. Incisé, il offre à son centre un noyau volumineux, noirâtre, formé par la congestion du parenchyme à ce niveau.

Les enveloppes méningiennes sont fortement vascularisées et offrent çà et là de petites taches ecchymotiques. Le cerveau et la moelle ne présentent d'autre désordre qu'une hypérémie légère.

VII. Nous nous en étions tenus là de notre analyse nécropsique, quand l'un de nous, examinant au microscope, dans un tout autre but, une coupe transversale de la jugulaire interne et d'un caillot qu'elle contenait, ne fut pas médiocrement surpris de trouver la composition du sang singulièrement modifiée. Les hématies, au lieu de constituer la presque totalité du coagulum qui s'offrait sous la forme d'un caillot ferme et décoloré, étaient perdues au milieu d'une masse compacte d'autres éléments cellulaires dont le tassement empêchait tout d'abord de bien distinguer la nature. Au bout de quelques minutes de contact avec la glycérine, après dissociation préalable, nous distinguons avec une parfaite netteté les propriétés organiques des éléments soumis à notre examen. Les uns sont réguliers, à contour sphéroïdal, à diamètre oscillant entre 0^m006 et 0^m008. Leur complète décoloration tranche nettement sur la couleur hématique des autres globules. Leur paroi fine, transparente, limite un contenu granuleux, au milieu duquel se dessinent deux, trois et même quatre noyaux. (La pièce avait macéré pendant quelques heures dans de l'eau légèrement acétique.)

Ces éléments cellulaires, dont beaucoup se présentent avec des parois irrégulières, ratatinées (irrégularités qui disparaissent par une macération prolongée dans l'eau), avec des parois enveloppées de fines granulations amorphes, ces éléments, disons-nous, ne sont pas les plus abondants.

A côté d'eux et formant la moyenne partie du caillot, se trouvent des noyaux réguliers, incolores, à paroi plus foncée que celle des précédentes cellules, à diamètre variant entre 0^m004 et 0^m003. Quelques-uns de ces noyaux sont munis de nucléole. La plupart ont un contenu granuleux.

Cette dernière partie de notre analyse micrographique était trop importante pour que nous ne missions pas beaucoup d'empressement à rechercher ailleurs les preuves de l'altération anatomique du sang. Pareil examen pratiqué dans la jugulaire antérieure, dans la jugulaire externe, dans les voies parotidiennes, dans les veines de Bichat, donna pareils résultats. Partout éléments lymphoïdes en grande abondance, partout preuve irrécusable de l'altération du sang, partout leucocytose nettement accusée.

Il est inutile, croyons-nous, d'insister davantage sur la présence de ces éléments nouveaux dans le sang. La description succincte que nous donnons ici ne laisse, il nous semble, aucun doute sur leur identité de structure avec ceux de la tumeur ganglionnaire. Au reste, nous voulûmes nous convaincre, par une expérience micrographique directe, de la parfaite similitude de ces éléments pris aux deux sources différentes. Ayant mêlé une certaine quantité de suc obtenu par le raclage des points franchement adénoïdes de la tumeur à des particules du caillot jugulaire soigneusement dissocié, ayant traité le tout par l'acide acétique, il nous fut impossible de déterminer sous le champ du microscope quels étaient les éléments de la jugulaire et quels étaient ceux provenant de la tumeur. Non contents de cette garantie personnelle, qu'on pourrait bien accuser de partialité, nous portâmes le défi à plusieurs personnes rompues aux difficultés histologiques, et aucune n'infirma notre manière de voir.

Réflexions. — Les différentes particularités, nous devrions dire les bizarreries de cette observation, sont d'une éloquence trop grande au point de vue pathogénique, pour qu'il paraisse utile d'y revenir. Cependant, nous nous croyons obligés d'apporter à ce fait pathologique des explications complémentaires qui ne pouvaient trouver leur place dans l'analyse rapide des lésions anatomiques, analyse qui souffre d'autant moins de longueur que les altérations cadavériques doivent toujours être groupées d'une façon synthétique et concise, de manière à ce qu'on puisse prendre immédiatement une idée d'ensemble de la maladie et surtout relier les uns aux autres les troubles organiques qui la constituent pour suivre pas à pas, pour ainsi dire, leur enchaînement et leur succession méthodique. Cette étude complémentaire nous est, au reste, dictée par la complexité des lésions, par les interprétations différentes auxquelles elles peuvent prêter et, disons-le, enfin par les observations aussi justes que bienveillantes que notre savant maître, M. le professeur Teissier, a bien voulu nous adresser.

I. Précisons tout d'abord la nature de la lésion et tâchons, s'il est possible, de ramener à une unité anatomo-pathologique l'ensemble des altérations que nous avons sous les yeux. Ce qui frappe sous le champ du microscope, c'est de voir combien peu les éléments de la néoplasie s'éloignent des éléments normaux et combien, malgré l'aspect de certains points de la tumeur, la trame pathologique se rapproche du type anatomique ordinaire. Au reste, avant de recourir à la sanction si précieuse donnée par le microscope, un examen attentif, fait seulement à l'œil nu est de nature à dissiper bien des doutes. En effet, dans la couche

corticale de la masse pathologique, on retrouve nettement les caractères du tissu adénoïde. Les lobes sont con-
servés sur une grande étendue du terrain pathologique et,
leur volume énorme excepté, ils rappellent à tous égards la
disposition régulière du tissu primitif.

L'examen histologique est ici en parfait accord avec l'a-
nalyse anatomo-pathologique pratiquée seulement à l'œil
nu. Dans les lobes dont nous parlons, les éléments ne sont
pas sensiblement déviés de leur type normal. La suractivité
de nutrition a porté à la fois sur la charpente conjonctive
et sur les éléments cellulaires qu'elle soutient, et cet équi-
libre hyperplasique explique bien la conservation des caractères généraux de la forme glandulaire.

A côté de ces lobes peu avancés dans leur morphologie
pathologique, s'en trouvent, il est vrai, d'autres plus déformés, plus irréguliers, à contours moins franchement déli-
mités, à consistance moins uniforme, mais nous savons déjà
que, bien qu'à ces différences de forme et d'aspect corres-
pondent des différences de composition, l'élément fondamental garde encore ici ses principaux attributs organiques.
Les rapports entre l'élément accessoire et l'élément principal sont modifiés, leurs proportions sont considérablement
changées, l'élément conjonctif n'est ici que sur un plan
très-secondaire, les éléments cellulaires s'approprient aux
dépens de leur congénère, l'activité hyperplasique, et cependant leurs caractères restent sensiblement les mêmes ;
ils sont plus nombreux, plus multipliés ; il y a prédominance
de telle forme cellulaire, mais rien n'indique qu'ils soient
devenus le siége de processus hétérologique plus grave au
point de vue de la signification pathologique des éléments
en eux-mêmes.

L'aspect que présentait le centre de la tumeur était encore de nature à induire en erreur sur les véritables caractères histologiques de la néoplasie. Mais le microscope ne
laissait pas l'ombre d'un doute, et en démontrant le simple

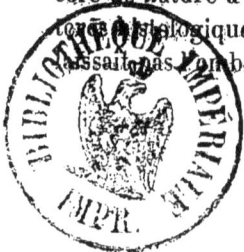

mélange d'éléments sanguins altérés aux autres éléments constitutifs de la néoformation, bien loin d'infirmer le résultat de notre examen de la couche corticale, il ne faisait que donner une preuve de plus en faveur de notre opinion sur la véritable nature de la tumeur.

II. Un second point qui nous paraît bien digne de fixer l'attention, c'est la manière dont s'est comporté le thrombus néoplasique engagé dans l'intérieur de l'émulgente et de la veine cave. Sans parler maintenant de la faculté qu'il a eu de séjourner dans des vaisseaux de la plus haute importance, sans révéler sa présence par les accidents terribles qui s'observent habituellement en pareil cas, il a présenté cette particularité qu'il a continué à vivre au sein même du torrent circulatoire. La plus simple inspection démontre que ce thrombus n'a cessé de s'accroître par sa propre activité nutritive, que ses éléments ont continué à proliférer, et que finalement il a grandi de sa vie indépendante dans les canaux veineux, comme le tissu ganglionnaire lui-même grandissait dans sa capsule cellulo-fibreuse.

Si les preuves tirées de la vascularisation du trombus, de l'agencement de ses éléments, de sa texture, en un mot, ne suffisaient pas pour établir sa vie propre, son autonomie histologique, qu'on nous pardonne cette expression, on pourrait en trouver de plus irrécusables peut-être dans sa forme et surtout dans ses rapports avec les canaux veineux qu'il traverse. En effet, nous savons qu'il présente dans la veine cave un volume à peu près double de celui qu'il possède dans l'émulgente; et non-seulement il présente cette remarquable différence de volume, mais au niveau du confluent des deux veines, existe un rétrécissement qui se reproduit très-exactement sur le tissu pathologique lui-même. Cette particularité rend plus choquante la différence de proportions entre les deux thrombus et plus significative la preuve que nous invoquons Et mieux encore! Nous savons

que le thrombus principal, celui de la veine cave, envoie
des prolongements dans la partie sous-rénale de ce même
vaisseau et dans la veine émulgente du côté droit. Comment, si ce thrombus avait été une simple poussée de la
tumeur principale, comment aurait-il pu aller à l'encontre
de la colonne liquide remontant vers le cœur, colonne liquide qui, dans les vaisseaux de cette importance, a toujours
une force d'impulsion considérable? Il nous paraît donc
surabondamment démontré que le thrombus s'est accru par
ses propres éléments et qu'il a joui, au milieu du système
circulatoire, d'une vie propre et même indépendante au
moins dans sa partie la plus volumineuse, dans celle occu-
pant la veine cave.

III. S'il est prouvé pour nous, par toutes les considéra-
tions précédentes, que le thrombus veineux de l'émulgente
et de la veine cave, s'est accru lentement par sa propre activité et la nutrition que lui procuraient ses vaisseaux in-
terstitiels, comment l'infection du sang n'a-t-elle pas eu lieu
depuis longtemps, puisque la masse pathologique vivait au
milieu même de son courant, et est-il admissible qu'elle se
soit faite tout d'un coup?

Pour résoudre cette question, nous n'avons pas dû nous
contenter des renseignements sommaires recueillis à l'entrée
de la malade, renseignements rendus plus imparfaits encore
par l'état de subdelirium dans lequel nous l'avons trouvée.
Nous devons à l'obligeance de notre ami le docteur Rondet,
médecin à Miribel, la connaissance de certains détails qui
prouvent bien que d'aussi graves altérations anatomiques
n'ont pas existé longtemps sans déterminer sur l'état général un certain retentissement.

En effet, depuis un an, cette malade était venue consulter
plusieurs fois, et notre confrère, à diverses reprises, avait
constaté déjà, d'une part, la présence d'une tumeur dans le
flanc gauche, simulant une hypertrophie de la rate par son

siége et jusqu'à un certain point par sa forme, telle que la palpation permettait de l'apprécier, et, d'autre part, un état de cachexie indéterminé qu'on pouvait être tenté de rapporter à l'infection maremmatique, en raison de l'habitation de la malade et de cette prétendue tuméfaction splénique. Cependant, cette femme n'accusait ni dans le passé, ni dans le présent, aucune espèce d'accès intermittents. En présence d'un état si complexe, le docteur Rondet crut devoir prescrire l'usage des toniques, des ferrugineux, du quinquina, etc. A deux reprises différentes, il eut l'occasion de revoir cette malade pour un œdème des membres inférieurs, qui deux fois aussi se dissipa au bout de quelque temps sans laisser aucunes traces.

Ces renseignements ne viennent-ils pas corroborer encore les conclusions que nous avons tirées de la forme si singulière du thrombus et de son examen histologique qui nous permettait d'affirmer son existence ancienne et sa vie indépendante? Ces deux œdèmes consécutifs ne sont-ils pas des témoignages assurés de l'ancienneté de la lésion? Enfin, le traitement institué par le docteur Rondet n'est-il pas une preuve que l'état général était depuis longtemps troublé?

Mais s'il est permis de conclure, soit de l'examen anatomique, soit des commémoratifs, que les thrombus sont d'ancienne date, à quoi donc faut-il attribuer les accidents si brusques qui ont terminé la vie?

Au premier examen, et avant qu'une étude plus attentive du sujet ne fût venue nous détourner de cette pensée, nous étions frappés de cette oblitération en apparence complète des émulgentes, et notre première idée fut que la malade avait pu succomber à des accidents urémiques. Nous dûmes renoncer à cette explication en constatant : 1° que les veines émulgentes et la veine cave elle-même n'étaient oblitérées qu'en apparence, et qu'entre le thrombus et les parois veineuses dilatées, il y avait un espace suffisant à la rigueur pour la circulation ; 2° ce qui confirmait cette première

supposition, c'est que les reins, loin de présenter la congestion énorme et le gonflement qu'on aurait dû trouver dans
le cas d'une stase complète, disons-nous, n'avaient subi aucune altération de tissu.

Nous laissons donc de côté cette hypothèse, mais nous
nous retrouvons en face de la même difficulté. Nous voyons
fort bien, il est vrai, dans l'intoxication générale et dans la
présence des thrombus anciens constatée dans la veine cave
et l'arbre artériel pulmonaire, la raison suffisante des troubles généraux ; et même si quelque chose devait surprendre,
c'est que la vie ait pu surmonter tant d'obstacles ; mais on
est plus embarrassé quand il s'agit d'expliquer pourquoi les
accidents ultimes sont survenus tout-à-coup et pourquoi
enfin la mort est venue mettre fin brusquement à une aussi
longue tolérance.

Nous ne nous permettrons à ce sujet qu'une simple hypothèse : nous avons vu que la limite supérieure de la tumeur intra-veineuse atteignait, au moment de la mort, l'em-
bouchure des veines sus-hépatiques. Peut-être est-ce à ce
fait qu'il faudrait attribuer la rapidité des accidents ultimes ;
en effet, l'extrémité supérieure du thrombus , moins complètement organisée et moins cohérente, par conséquent,
s'est trouvée à ce moment en face d'un courant sanguin
considérable arrivant sur elle dans une direction perpendi-
culaire. Il semble assez probable que, parvenus à ce point,
les éléments lymphoïdes émiettés par le courant ont dû être
transportés en foule et à mesure de leur formation dans le
courant sanguin ; que c'est alors qu'ont dû se former de
toutes parts de nouveaux thrombus dans les artères pulmonaires ; qu'il y a eu aussi, à partir de ce moment, comme
une intoxication aiguë, et que la malade enfin a dû succomber à la multiplicité et à la généralité de ces désordres.

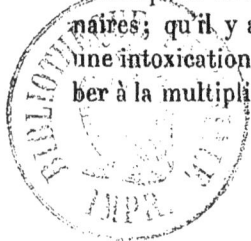

Lyon. — Typ. d'A. Vingtrinier.